中国古医籍整理丛书

李翁医记

清·焦循 撰

焦振廉 校注

中国中医药出版社
·北 京·

图书在版编目（CIP）数据

李翁医记 /（清）焦循撰；焦振廉校注 .—北京：
中国中医药出版社，2015.12（2025.5 重印）
（中国古医籍整理丛书）
ISBN 978-7-5132-3020-9

Ⅰ . ①李…　Ⅱ . ①焦… ②焦…　Ⅲ . ①医案 – 汇编 – 中国 – 清代　Ⅳ . ① R249.49

中国版本图书馆 CIP 数据核字（2015）第 314058 号

中国中医药出版社出版
北京经济技术开发区科创十三街 31 号院二区 8 号楼
邮政编码　100176
传真　010-64405721
北京盛通印刷股份有限公司印刷
各地新华书店经销

开本 710×1000　1/16　印张 3.5　字数 16 千字
2015 年 12 月第 1 版　2025 年 5 月第 2 次印刷
书号　ISBN 978 – 7 – 5132 – 3020 – 9

定价　15.00 元
网址　www.cptcm.com

服务热线　010-64405510
购书热线　010-89535836
维权打假　010-64405753

微信服务号　zgzyycbs
微商城网址　https://kdt.im/LIdUGr
官方微博　http://e.weibo.com/cptcm
天猫旗舰店网址　https://zgzyycbs.tmall.com

如有印装质量问题请与本社出版部联系（010-64405510）

国家中医药管理局

中医药古籍保护与利用能力建设项目

组织工作委员会

主 任 委 员 王国强

副 主 任 委 员 王志勇 李大宁

执行主任委员 曹洪欣 苏钢强 王国辰 欧阳兵

执行副主任委员 李 昱 武 东 李秀明 张成博

委 员

各省市项目组分管领导和主要专家

（山东省）武继彪 欧阳兵 张成博 贾青顺

（江苏省）吴勉华 周仲瑛 段金廒 胡 烈

（上海市）张怀琼 季 光 严世芸 段逸山

（福建省）阮诗玮 陈立典 李灿东 纪立金

（浙江省）徐伟伟 范永升 柴可群 盛增秀

（陕西省）黄立勋 呼 燕 魏少阳 苏荣彪

（河南省）夏祖昌 刘文第 韩新峰 许敬生

（辽宁省）杨关林 康廷国 石 岩 李德新

（四川省）杨殿兴 梁繁荣 余曙光 张 毅

各项目组负责人

王振国（山东省） 王旭东（江苏省） 张如青（上海市）

李灿东（福建省） 陈勇毅（浙江省） 焦振廉（陕西省）

蔡永敏（河南省） 鞠宝兆（辽宁省） 和中浚（四川省）

项目专家组

顾　问　马继兴　张灿玾　李经纬

组　长　余瀛鳌

成　员　李致忠　钱超尘　段逸山　严世芸　鲁兆麟
郑金生　林端宜　欧阳兵　高文柱　柳长华
王振国　王旭东　崔　蒙　严季澜　黄龙祥
陈勇毅　张志清

项目办公室（组织工作委员会办公室）

主　任　王振国　王思成

副主任　王振宇　刘群峰　陈榕虎　杨振宁　朱毓梅
刘更生　华中健

成　员　陈丽娜　邱　岳　王　庆　王　鹏　王春燕
郭瑞华　宋咏梅　周　扬　范　磊　张永泰
罗海鹰　王　爽　王　捷　贺晓路　熊智波

秘　书　张丰聪

前言

中医药古籍是传承中华优秀文化的重要载体，也是中医学传承数千年的知识宝库，凝聚着中华民族特有的精神价值、思维方法、生命理论和医疗经验，不仅对于传承中医学术具有重要的历史价值，更是现代中医药科技创新和学术进步的源头和根基。保护和利用好中医药古籍，是弘扬中国优秀传统文化、传承中医学术的必由之路，事关中医药事业发展全局。

1949年以来，在政府的大力支持和推动下，开展了系统的中医药古籍整理研究。1958年，国务院科学规划委员会古籍整理出版规划小组在北京成立，负责指导全国的古籍整理出版工作。1982年，国务院古籍整理出版规划小组召开全国古籍整理出版规划会议，制定了《古籍整理出版规划（1982—1990）》，卫生部先后下达了两批200余种中医古籍整理任务，掀起了中医古籍整理研究的新高潮，对中医文化与学术的弘扬、传承和发展，发挥了极其重要的作用，产生了不可估量的深远影响。

2007年《国务院办公厅关于进一步加强古籍保护工作的意见》明确提出进一步加强古籍整理、出版和研究利用，以及

"保护为主、抢救第一、合理利用、加强管理"的方针。2009年《国务院关于扶持和促进中医药事业发展的若干意见》指出，要"开展中医药古籍普查登记，建立综合信息数据库和珍贵古籍名录，加强整理、出版、研究和利用"。《中医药创新发展规划纲要（2006—2020）》强调继承与创新并重，推动中医药传承与创新发展。

2003～2010年，国家财政多次立项支持中国中医科学院开展针对性中医药古籍抢救保护工作，在中国中医科学院图书馆设立全国唯 一的行业古籍保护中心，影印抢救濒危珍本、孤本中医古籍1640余种；整理发布《中国中医古籍总目》；遴选351种孤本收入《中医古籍孤本大全》影印出版；开展了海外中医古籍目录调研和孤本回归工作，收集了11个国家和2个地区137个图书馆的240余种书目，基本摸清流失海外的中医古籍现状，确定国内失传的中医药古籍共有220种，复制出版海外所藏中医药古籍133种。2010年，国家财政部、国家中医药管理局设立"中医药古籍保护与利用能力建设项目"，资助整理400余种中医药古籍，并着眼于加强中医药古籍保护和研究机构建设，培养中医古籍整理研究的后备人才，全面提高中医药古籍保护与利用能力。

在此，国家中医药管理局成立了中医药古籍保护和利用专家组和项目办公室，专家组负责项目指导、咨询、质量把关，项目办公室负责实施过程的统筹协调。专家组成员对古籍整理研究具有丰富的经验，有的专家从事古籍整理研究长达70余年，深知中医药古籍整理研究的重要性、艰巨性与复杂性，履行职责认真务实。专家组从书目确定、版本选择、点校、注释等各方面，为项目实施提供了强有力的专业指导。老一辈专家的学术水平和智慧，是项目成功的重要保证。项目承担单位山东中医药大学、南京中医药大学、上海中医药大学、福建中医药大学、浙江省中医药研究院、陕西省中医药研究院、河南省中医药研究院、辽宁中医药大学、成都中医药大学及所在省市中医药管理部门精心组织，充分发挥区域间互补协作的优势，并得到承担项目出版工作的中国中医药出版社大力配合，全面推进中医药古籍保护与利用网络体系的构建和人才队伍建设，使一批有志于中医学术传承与古籍整理工作的人才凝聚在一起，研究队伍日益壮大，研究水平不断提高。

本着“抢救、保护、发掘、利用”的理念，该项目重点选择近60年未曾出版的重要古医籍，综合考虑所选古籍的保护价值、学术价值和实用价值。400余种中医药古籍涵盖了医经、基础理论、诊法、伤寒金匮、温病、本草、方书、内科、外科、女科、儿科、伤科、眼科、咽喉口齿、针灸推拿、养生、医案医话医论、医史、临证综合等门类，跨越唐、宋、金元、明以迄清末。全部古籍均按照项目办公室组织完成的行业标准《中医古籍整理规范》及《中医药古籍整理细则》进行整理校注，绝大多数中医药古籍是第一次校注出版，一批孤本、稿本、抄本更是首次整理面世。对一些重要学术问题的研究成果，则集中收录于各书的“校注说明”或“校注后记”中。

“既出书又出人”是本项目追求的目标。近年来，中医药古籍整理工作形势严峻，老一辈逐渐退出，新一代普遍存在整理研究古籍的经验不足、专业思想不坚定等问题，使中医古籍整理面临人才流失严重、青黄不接的局面。通过本项目实施，搭建平台，完善机制，培养队伍，提升能力，经过近5年的建设，锻炼了一批优秀人才，老中青三代齐聚一堂，有效地稳定了研究队伍，为中医药古籍整理工作的开展和中医文化与学术的传承提供必备的知识和人才储备。

本项目的实施与《中国古医籍整理丛书》的出版，对于加强中医药古籍文献研究队伍建设、建立古籍研究平台，提高古籍整理水平均具有积极的推动作用，对弘扬我国优秀传统文化，推进中医药继承创新，进一步发挥中医药服务民众的养生保健与防病治病作用将产生深远影响。

第九届、第十届全国人大常委会副委员长许嘉璐先生，国家卫生计生委副主任、国家中医药管理局局长、中华中医药学会会长王国强先生，我国著名医史文献专家、中国中医科学院马继兴先生在百忙之中为丛书作序，我们深表敬意和感谢。

由于参与校注整理工作的人员较多，水平不一，诸多方面尚未臻完善，希望专家、读者不吝赐教。

国家中医药管理局中医药古籍保护与利用能力建设项目办公室

二〇一四年十二月

许 序

“中医”之名立，迄今不逾百年，所以冠以“中”字者，以别于“洋”与“西”也。慎思之，明辨之，斯名之出，无奈耳，或亦时人不甘泯没而特标其犹在之举也。

前此，祖传医术（今世方称为“学”）绵延数千载，救民无数；华夏屡遭时疫，皆仰之以度困厄。中华民族之未如印第安遭染殖民者所携疾病而族灭者，中医之功也。

医兴则国兴，国强则医强。百年运衰，岂但国土肢解，五千年文明亦不得全，非遭泯灭，即蒙冤扭曲。西方医学以其捷便速效，始则为传教之利器，继则以“科学”之冕畅行于中华。中医虽为内外所夹击，斥之为蒙昧，为伪医，然四亿同胞衣食不保，得获西医之益者甚寡，中医犹为人民之所赖。虽然，中国医学日益陵替，乃不可免，势使之然也。呜呼！覆巢之下安有完卵？

嗣后，国家新生，中医旋即得以重振，与西医并举，探寻结合之路。今也，中华诸多文化，自民俗、礼仪、工艺、戏曲、历史、文学，以至伦理、信仰，皆渐复起，中国医学之兴乃属必然。

迄今中医犹为国家医疗系统之辅，城市尤甚。何哉？盖一则西医赖声、光、电技术而于20世纪发展极速，中医则难见其进。二则国人惊羡西医之“立竿见影”，遂以为其事事胜于中医。然西医已自觉将入绝境：其若干医法正负效应相若，甚或负远逾于正；研究医理者，渐知人乃一整体，心、身非如中世纪所认定为二对立物，且人体亦非宇宙之中心，仅为其一小单位，与宇宙万象万物息息相关。认识至此，其已向中国医学之理念“靠拢”矣，虽彼未必知中国医学何如也。唯其不知中国医理何如，纯由其实践而有所悟，益以证中国之认识人体不为伪，亦不为玄虚。然国人知此趋向者，几人？

国医欲再现宋明清高峰，成国中主流医学，则一须继承，一须创新。继承则必深研原典，激清汰浊，复吸纳西医及我藏、蒙、维、回、苗、彝诸民族医术之精华；创新之道，在于今之科技，既用其器，亦参照其道，反思己之医理，审问之，笃行之，深化之，普及之，于普及中认知人体及环境古今之异，以建成当代国医理论。欲达于斯境，或需百年欤？予恐西医既已醒悟，若加力吸收中医精粹，促中医西医深度结合，形成21世纪之新医学，届时“制高点”将在何方？国人于此转折之机，能不忧虑而奋力乎？

予所谓深研之原典，非指一二习见之书、千古权威之作；就医界整体言之，所传所承自应为医籍之全部。盖后世名医所著，乃其秉诸前人所述，总结终生行医用药经验所得，自当已成今世、后世之要籍。

盛世修典，信然。盖典籍得修，方可言传言承。虽前此50余载已启医籍整理、出版之役，惜旋即中辍。阅20载再兴整理、出版之潮，世所罕见之要籍千余部陆续问世，洋洋大观。

今复有“中医药古籍保护与利用能力建设”之工程，集九省市专家，历经五载，董理出版自唐迄清医籍，都400余种，凡中医之基础医理、伤寒、温病及各科诊治、医案医话、推拿本草，俱涵盖之。

噫！璐既知此，能不胜其悦乎？汇集刻印医籍，自古有之，然孰与今世之盛且精也！自今而后，中国医家及患者，得览斯典，当于前人益敬而畏之矣。中华民族之屡经灾难而益蕃，乃至未来之永续，端赖之也，自今以往岂可不后出转精乎？典籍既蜂出矣，余则有望于来者。

谨序。

第九届、十届全国人大常委会副委员长

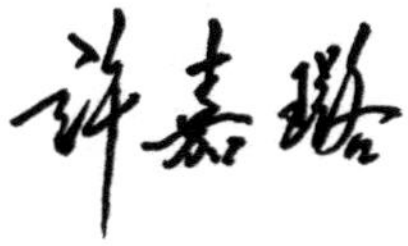

二〇一四年冬

王 序

中医学是中华民族在长期生产生活实践中，在与疾病作斗争中逐步形成并不断丰富发展的医学科学，是中国古代科学的瑰宝，为中华民族的繁衍昌盛作出了巨大贡献，对世界文明进步产生了积极影响。时至今日，中医学作为我国医学的特色和重要医药卫生资源，与西医学相互补充、相互促进、协调发展，共同担负着维护和促进人民健康的任务，已成为我国医药卫生事业的重要特征和显著优势。

中医药古籍在存世的中华古籍中占有相当重要的比重，不仅是中医学术传承数千年最为重要的知识载体，也是中医为中华民族繁衍昌盛发挥重要作用的历史见证。中医药典籍不仅承载着中医的学术经验，而且蕴含着中华民族优秀的思想文化，凝聚着中华民族的聪明智慧，是祖先留给我们的宝贵物质财富和精神财富。加强对中医药古籍的保护与利用，既是中医学发展的需要，也是传承中华文化的迫切要求，更是历史赋予我们的责任。

2010 年，国家中医药管理局启动了中医药古籍保护与利用能力建设项目。这既是传承中医药的重要工程，也是弘扬优秀民族文化的重要举措，不仅能够全面推进中医药的有效继承和创新发展，为维护人民健康作出贡献，也能够彰显中华民族的璀璨文化，为实现中华民族伟大复兴的中国梦作出贡献。

相信这项工作一定能造福当今，嘉惠后世，福泽绵长。

国家卫生和计划生育委员会副主任

国家中医药管理局局长

中华中医药学会会长

王国强

二〇一四年十二月

马序

新中国成立以来，党和国家高度重视中医药事业发展，重视古籍的保护、整理和研究工作。自1958年始，国务院先后成立了三届古籍整理出版规划小组，分别由齐燕铭、李一氓、匡亚明担任组长，主持制定了《整理和出版古籍十年规划（1962—1972）》《古籍整理出版规划（1982—1990）》《中国古籍整理出版十年规划和“八五”计划（1991—2000）》等，而第三次规划中医药古籍整理即纳入其中。1982年9月，卫生部下发《1982—1990年中医古籍整理出版规划》，1983年1月，中医古籍整理出版办公室正式成立，保证了中医古籍整理出版规划的实施。2002年2月，《国家古籍整理出版“十五”（2001—2005）重点规划》经新闻出版署和全国古籍整理出版规划领导小组批准，颁布实施。其后，又陆续制定了国家古籍整理出版“十一五”和“十二五”重点规划。国家财政多次立项支持中国中医科学院开展针对性中医药古籍抢救保护工作，文化部在中国中医科学院图书馆专门设立全国唯一的行业古籍保护中心，国家先后投入中医药古籍保护专项经费超过3000万元，影印抢救濒危珍、善、孤本中医古籍1640余种，开展了海外中医古籍目录调研和孤本回归工作。2010年，国家财政部、国家中医药管理局安排国家公共卫生专项资金，设立了“中医药古籍保护与利用能力建设项目”，这是继1982～1986年第一批、第二批重要中医药古籍整理之后的又一次大规模古籍整理工程，重点整理新中国成立后未曾出版的重要古籍，目标是形成并普及规范的通行本、传世本。

为保证项目的顺利实施，项目组特别成立了专家组，承担咨询和技术指导，以及古籍出版之前的审定工作。专家组中的许多成员虽逾古稀之年，但老骥伏枥，孜孜不倦，不仅对项目进行宏观指导和质量把关，更重要的是通过古籍整理，以老带新，言传身教，培养一批中医药古籍整理研究的后备人才，促进了中医药古籍保护和研究机构建设，全面提升了我国中医药古籍保护与利用能力。

作为项目组顾问之一，我深感中医药古籍保护、抢救与整理工作的重要性和紧迫性，也深知传承中医药古籍整理经验任重而道远。令人欣慰的是，在项目实施过程中，我看到了老中青三代的紧密衔接，看到了大家的坚持和努力，看到了年轻一代的成长。相信中医药古籍整理工作的将来会越来越好，中医药学的发展会越来越好。

欣喜之余，以是为序。

中国中医科学院研究员

马继兴

二〇一四年十二月

校注说明

《李翁医记》系清代焦循集李炳医案而成。焦循，字理堂，扬州人，清乾嘉年间学者，精研经学、天算、方志等，喜好医药，曾辑三国吴普所撰《吴氏本草》。另有《雕菰医说》一卷、《种痘吾验篇》一卷，并辑录李炳医案成《李翁医记》。李炳，字振声，号西垣，江苏仪征人，清雍正至嘉庆年间医家，著有《金匮要略注》《西垣诊籍》《辨疫琐言》等。

《李翁医记》述李炳医案三十二则，所涉病证有臂痛、呕血、妊娠呕逆、胸背急痛、肠澼、衄血、须眉萎落、寒证等二十余种，辨证用药，多可借鉴，本书行文夹叙夹议，措辞典雅，深可研读。

此次整理以清光绪二年（1876）《焦氏遗书》所收本书为底本，以世界书局1936年《珍本医书集成》（简称“世局本”）为主校本。

具体校注方法如下。

1. 采用简体横排形式，用新式标点，对原书进行标点。

2. 凡底本中繁体字、俗字、异体字，予以径改，不出注。底本中古字原文不改，于首见处出注说明。难字、生僻字加以注释。

3. 书中药物字形不规范者，除药物异名外，均以药物规范字律齐。

4. 原书中讹字据校本改。

5. 原书中所涉及地名、人名、官名、药名及专业术语等，较为生疏者出注说明。

6. 原书中年号纪年或干支纪年，皆予简注，并对照公元纪年。

7. 原文中典故，酌注其出处。

8. 原书中引用前代文献，简注说明。其中引用与原文无差者，用“语出”；引用与原文有出入者，用“语本”。原书中暗引古医籍词语，酌引原文献之文以证之。

9. 原书无目录，今据正文新编目录，置于正文前。

10. 原书中方位词“左”、“右”表示前文后文者，径改为“下”、“上”。

11.《李翁医记》卷上题下原有“江都焦循撰”题署，卷下题下原有“江都焦循校”题署，今一并删去。

12. 世界书局1936年《珍本医书集成》所收本书后有“名医李君墓志铭”，今置于卷下之后，以备读者参考。

目　录

卷　上

乾隆已亥[①]，先人病臂痛不能举。时学师夏君善医术，往乞其诊，以为将成偏枯。时余与史寿庄同笔砚[②]，寿庄祖[③]莲溪征君[④]指求翁视之。翁笑曰：天下无此偏枯证脉。署方[⑤]黑豆半升，蚕砂二两，为末，服之尽即已。服未尽而痛失。近问之，翁已不记矣。是年为识翁之始。

庚戌[⑥]冬十月蔈[⑦]，余病欧[⑧]血，夜欧数升，欧已而咳。或曰阴虚所为，服琼玉膏，咳益甚。余极骇，血已而咳者，多不治也。访翁，翁曰：病在湿，舒其阳则愈。咳果已。当是时，犹未信翁之神也。

岁丁巳[⑨]，妇妊娠，忽欧逆不已，每欧必厥，日十数度，七昼夜不进饮食，进饮食则欧，欧时时有蛔。族人有自谓能医者，日投以药，皆不应，厥益剧。急迎翁，翁

---

① 乾隆已亥：清乾隆四十四年，即 1779 年。

② 同笔砚：谓一起从事文墨书写之事。

③ 祖：祖父。

④ 征君：曾得到朝廷征聘而终未为官的人。

⑤ 署方：拟方。署，部署。

⑥ 庚戌：清乾隆五十五年，即 1790 年。

⑦ 蔈（biāo 标）：末尾。

⑧ 欧：同“呕”。《说文解字·欠部》：“欧，吐也。”《集韵·厚韵》：“欧，或作‘呕’。”

⑨ 丁巳：清嘉庆二年，即 1797 年。

诊良久，曰：咳否？妇颔曰：有之，每欧则有微咳倡[①]其先。翁曰：是宜从脉。立秋匝月[②]，肺金乘权[③]，而右寸独沉，病得之失治表，表郁于里，肺失强而肝火扰，寒热相击，所以欧且厥也。用桂枝十六分，干姜五分，黄连七分，半夏、甘草各等分，手摘药[④]，趋[⑤]之服，曰：服已必熟睡。或疑其语之决[⑥]也。已而服药果然，盖七夜不能瞑，至是呼吸闻于外，举家相庆。二更许睡醒，突大呼，目上视，手振搐，摇首面赤而厥。族人以医不效自惭，复妒翁之能，见是状，大言[⑦]归咎于桂枝、干姜，迫令灌以梨汁，齿龂[⑧]不受。家母曰：仍宜问翁。翁时犹未睡，闻是即入诊，病者仰卧不知人，喉中喘息。翁曰：非厥也。两寸脉浮，药已有效。左右或咻[⑨]之。翁耳语谓余曰：无畏。适席间猪蹄汤甚浓，吹去浮脂灌之，以醒为度。如其言，且灌且醒，复酣睡，遂霍然[⑩]。翁曰：欧七日，胃中液涸，寒气升而枯竭露也。呜乎！向令翁不诊，必杀于他药，且以

---

① 倡：在先发动。
② 匝（zā 咂）月：满一月。
③ 肺金乘权：肺属金，秋亦属金，秋季肺气当盛，因称“肺金乘权”。
④ 摘药：选药。摘，选取。
⑤ 趋（cù 促）：同“促”。催促。
⑥ 决：果断，此为鲁莽。
⑦ 大言：高声说。
⑧ 齿龂（xiè 谢）：牙齿相摩切。
⑨ 咻（xiū 休）：喧嚷。
⑩ 霍然：迅疾貌，典出汉代枚乘《七发》，此谓疾病很快痊愈。

姜、桂詈[1]矣。则世之谤翁者，果翁之咎耶？

自是至明年戊午[2]四月，妇产女，次日称胸背急痛，少选[3]欧厥如旧年，匝一日，命在呼吸。家母即命迎翁，翁至，值妇痛，展转[4]于床，惨切不忍言，少时欧逆，手掣搐而厥。翁曰：此时脉不可据，然去年之厥责在欧，今日之厥责在痛。吾观其由痛而欧，由欧而厥，痛已则欧与厥皆已矣，不可迟，速治药。乃书炙甘草二十分，芍药十分，阿胶十分，曰：此血虚而肝气乘之，急食甘，肝急自缓，药入口，痛必平。药熟，值痛起，趋饮之，如翁言。

是秋余在省[5]，病肠澼，阻风燕矶[6]，日数十利，痛苦实甚。俟[7]至扬，迎翁诊之。余意用姜、附，或曰宜大黄也。翁曰：此表证，何澼为？暑淫血分耳，一药可愈。用藿香、半夏之辈，加当归以入血，五谷虫以通大肠，一服而日夜之利尽除。惟鸡鸣后腹酸痛，连利数次，以告翁。翁以金银花治之，二服全已。

癸丑[8]夏，吾母病衄，衄已出黄涕。医令服蔗浆、阿胶、羚羊角，服之困甚，于是头痛，右臂右足掣痛而倦。

---

① 詈（lì 厉）：骂。
② 戊午：清嘉庆三年，即 1798 年。
③ 少选：片刻。也作“少旋”。
④ 展转：翻来覆去貌。也作“辗转”。
⑤ 省：省城，指南京。
⑥ 燕矶：即燕子矶，在南京城北，长江三大名矶之一。
⑦ 俟（sì 四）：等到。
⑧ 癸丑：清乾隆五十八年，即 1793 年。

翁曰：病得之阴虚，天令炎热，肝阳上冲，故衄。黄涕者，肝之余气也。头属胃，胃之络脉行于右，故见诸证。不必治衄，惟宜养肝，滋胃土。用白芍、山药、扁豆、甘草，四剂而愈。

甲子[①]冬，余每日大便后，则由肛门达于尻骨痠痛不可耐，得饭乃已。翁曰：此水气也。水气伤肾阳，肾阳虚而脾气下乘，故胀于便后。得食少缓者，阳气足而能摄也。此水气，非附子不能祛，非多服不能效。乃以鹿角胶、熟[②]地黄、枸杞、菟丝子、山茱萸、山药、当归，合附子服之。始服小便夜多，而汗且泻。翁曰：此水气外泄也，何疑之？翁治病多用白术，至此独以术为戒。他医以白术合鹿角霜、鹿角胶、破故纸服之，则汗敛而痛复剧。仍服翁药，三十剂而愈。而族人之自谓能医者忌翁甚，每向余短[③]之，余复惑于其言。

岁乙丑[④]六月，余幼孙病，竟为此族人误药致死。越一月，余子廷琥病，每巳午未三时则头面热如火蒸，两肺俞穴烦扰不可耐，气促神躁，不大便，恶水不饮，溲短而黄。翁始以暑治之，不应。温以姜、术，不应。面有红迹似疹，日益见[⑤]，时闰六月二十五日，翁清晨至，曰：君之

① 甲子：清嘉庆九年，即1804年。
② 熟：原作“热”，据世局本改。
③ 短：指摘他人缺点过失。
④ 乙丑：清嘉庆十年，即1805年。
⑤ 见：同“现”，显露。

孙已为医误，此子所关甚重，然病情隐曲。今终夜思之，前此非所治也，当由心阴伤而心阳上越，姑试以甘温。署甘草、大枣等令服。未服而身亦有疹，大如戎豆[1]，色且紫，他医议用快斑发疹之剂。翁又至，曰：脉弦微而不渴，何敢用凉药？且未有疹出而躁若此者。是时躁甚，坐卧行立皆不宁。翁曰：试以前药服之。服已而躁定。翁曰：未也。俟之良久，果又躁，且呼手足不仁，脐下亦不仁，渐及于胃腕[2]间。翁曰：急矣，吾今日必愈此疾乃去。急治药，促煎之，跣足袒衣，自调其水火，诊脉凡七八次，药熟，又诊脉久之，自持药令服，曰：是矣，服之必愈。时正躁急，持其母手而呼，药既入，遂能卧，而诸苦顿失，面上之疹悉没，惟热蒸尚存。翁曰：肾气虚，虚则寒，昨所服者真武汤也，气分之寒消，而血分之寒未去，宜温血。服炮姜、当归、山萸、熟地黄、甘草，入口遂酣睡，蒸热悉除。越三日，便脓血，或曰：热药所致。翁闻之急至，曰：非澼也。少阴之寒升于厥阴，用理中汤加吴茱萸，服十剂，脓血自止。服之果然，余于此始恍然于忌之谤之者真为庸医，而翁之医真能神也。

方[3]廷琥之服真武汤而势始定，其妻忽大呼遍体麻木，不知人，腹中胎上逼，喘促欲笑。或曰宜投紫苏饮，时三

---

① 戎豆：蚕豆。史载系张骞自西域引入，因称。戎，古时对西部诸族之称。

② 胃腕：胃脘。腕，义同“脘”。

③ 方：正当。

鼓，翁方去，闻此复至，诊良久，曰：非子悬也，病得之悲伤惊恐，气血虚且乱，治其虚则胎即安。署熟地黄、白术、炙甘草、当归，重其剂投之，而胎果定。是日也，非翁力则儿与妇皆危矣。翁神于医，而其拯人之急，不畏劳烦，不恤人言[①]，尤当于道谊[②]学问中求之。

余尝南游吴越，北及燕齐，见医者多矣，持一药，曰服之必熟睡，曰药入口痛必平，曰服之必愈。危急在旦夕，而争命于须臾转移之机，其应如响[③]，翁之外有几人能乎哉？吾友汪叔震述江漪堂侍读[④]之言曰：此翁老后，不可复得，惜市人[⑤]无知之者。余与唐竹虚孝廉[⑥]论医于京师，竹虚亦称[⑦]翁不已。昔元好问[⑧]述李东垣之医[⑨]，宋濂[⑩]

---

① 不恤人言：不顾他人议论。恤，忧虑。

② 道谊：道义。谊，同“义”。《说文解字·言部》“谊”字条段玉裁注：“谊、义，古今字，周时作‘谊’，汉时作‘义’，皆仁义字也。”

③ 其应如响：典出《庄子·天下》，形容取效迅捷，如回声之应和。

④ 侍读：官名，属翰林院，职责为陪侍帝王读书论学，或为皇子授书讲学。

⑤ 市人：流俗之人。

⑥ 孝廉：汉代选拔官吏的科目之一，明清时期用为对举人之称。

⑦ 称：赞美。

⑧ 元好问：金元间太原秀容（今山西忻州）人，字裕之，号遗山，曾仕于金，金亡不仕，有《元遗山先生全集》。

⑨ 述李东垣之医：元好问曾为李东垣《脾胃论》作序，称述李东垣医术。

⑩ 宋濂：元末明初浦江（今浙江浦江）人，字景濂，号潜溪，元末受朱元璋礼聘为“五经”师，后主修《元史》，官至学士承旨、知制诰。有《宋学士文集》等。

述戴原礼之医[1]，皆仿史迁[2]之述仓公也。翁之可述者多矣，谨录为余家治效者于上，其得诸传闻者异其辞[3]。

① 述戴原礼之医：宋濂曾作《送戴原礼还浦阳序》，称述戴原礼医术。戴原礼，明代医家，朱丹溪弟子。

② 史迁：即司马迁。司马迁曾任太史令，因称。

③ 异其辞：另编为一卷，指本书卷下。

卷　下

黄解元承吉[①]之叔父，病伤寒，有叶生者治以姜、术而烦减。将服附子，翁诊，曰：胃热敛于脾，故减耳，更温则脾烂矣。服大黄生，服附子死。叶不能争，投以大承气，两目珠戴入于脑。翁曰：热纵也。又下之，目珠出而颈耎[②]，头不能直。翁曰：热遁于足太阳。加滑石、甘草下之，愈。叶生乃服。

江鹤亭之弟心培，病伤寒，烦甚，服清凉之品未已，医议下。翁诊，曰：病为格阳，服附子生，服大黄死。服附子，狂走，目眦溢血，他医悉谤[③]翁。翁曰：寒竞[④]也。力任其治，倍附子，加人参，服之愈。

余门人吴澜之叔母，七月病寒热，服姜而昏不知人。一医投大黄，一医投附子，昏益深。诸医皆曰：脉无根，

① 黄解元承吉：即黄承吉，清代江都人，字谦牧，号春谷，与江藩、焦循、李钟泗友善，共研经学，时人称“江焦黄李”。解元，明清时对各省乡试第一名之称。

② 耎（ruǎn 软）：软。《汉书·王吉传》颜师古注：“耎，柔也。”

③ 谤：责备。

④ 竞：亢盛。

中[1]死法。翁诊之，独曰：不中死法，脉弦而缓，非无根。病得之暑伤手少阴心，用大黄、附子皆死，用散药生。令服鲜紫苏汁，即能言，索饮食。他医明日诊之，皆曰：脉有根，不中死法。

郡中一人，病腹痛，似少阴证。医以姜、附温之，益燥扰[2]不能寐。延翁视之，翁曰：此非姜附证，若得数百年石灰投之，当立起。适坐客[3]有从大同来者，箧[4]中蓄此物，言得之长城土中。即煎一钱与之，果定，更一服，下虫数百头而愈。知者，少阴脉必虚细，今乍大乍小而有力，唇且红色不定，非寒，乃虫也，得温愈扰，故以灰杀之。

周小濂，病牙龈溃烂，久不愈，医莫能治。延翁，翁适衣[5]破衣，周睨[6]之。翁既诊，不署方而行。周怪问故，翁曰：此病非吾药莫能治，然君睨吾，轻我也，虽立方，必不服，何方为？周谢[7]之，翁曰：此病非吾药莫能治，

① 中：符合。

② 燥扰：躁急烦扰。

③ 坐客：座中客。坐，同“座”。《字汇补·土部》：“坐，与床座之‘座’通。”

④ 箧（qiè 窃）：一种小的竹箱，多为方形。

⑤ 衣：穿着。

⑥ 睨（nì 匿）：斜着眼睛看，有轻视之意。

⑦ 谢：道歉。

然君轻我，必不服吾药，不服吾药则必死。请屏[①]诸医，吾独任其治，不愈，甘受罚。乃用人参二钱，附子三钱，服五十剂而愈。

李艾堂，痛疝，医温之，不应。翁诊曰：阴壅也。用半夏汤通之，愈。明年[②]病腹痛，翁适赴河帅[③]召，客淮上。他医以为湿，治以茵陈，病益剧，将死矣。翁归，急视之，令服防风粥，已而下白粪如银，病顿已，李遂名其屋为防风馆。

赵仰葵，习于医，母病腹痛，不敢自治，卜之，曰：三日死。翁诊之，曰：三日愈，病得之阳气陷于阴。以吴茱萸、人参治之，已[④]。赵谢之，翁又诊，曰：未也，脉有燥气，日午必烦，宜小承气汤。已而果烦，下之愈。

汪氏女或曰即汪剑潭司马之女弟，病咳羸瘠，两目畏日。医以地黄治之。翁曰：服地黄必厥。果厥，乃以甘草生炙各半治之，八十日愈。病得之阴虚极，极虚者不可以重补，以炙草益阳以生阴，以生草缓阳以强阴也。

---

① 屏：谢绝。

② 明年：次年。

③ 河帅：清代置河道总督，掌黄河、大运河及永定河堤防、疏浚等事，治所在山东济宁。

④ 已：病愈。

商仆某，每晨起咯血，医治以地黄。翁诊，曰：病得之内[1]而遇惊，胆蓄热，夜腾于胃，至晨而出。于地黄药加猪胆汁，曰：服药病加则生。服药，病果加，以温胆汤治之，愈。引地黄入胆试之也，病加，知所测之不误矣。

翁幼年从师学，师治一伤寒，曰：身如负杖[2]，阴证也。治以姜、附，不效，师辞不治。翁窃视之，治以大青龙汤，明日愈。师大骇异，治酒[3]问翁，曰：子何所见而若此？翁曰：吾思负杖之人，身必不能转动，故以状阴证之身痛。今见其人辗转于床，时起时卧，口呼痛而身不静，非所云骨节烦疼[4]者耶？故姑汗之，不意竟效。师大悦，即令行医。

周生者，病头痛，翁诊之，曰：是有鬼气乘之。或疑其言之奇。未几日，果见鬼物。翁曰：鬼附于肝，不能自去，驱鬼必以风。用羌活、独活、川芎、细辛、防风、荆芥、升麻、甘松一切升阳发散之品为末，服之而愈。生名金声，遂师事翁。

---

① 内：行房。

② 身如负杖：身痛如被杖击。

③ 治酒：安排酒食。

④ 骨节烦疼：语出《伤寒论·辨太阳病脉证并治》“风湿相搏，骨节疼烦，掣痛不得屈伸，近之则痛剧”条。

有老人，年八十，病泄泻，他医用止泻药。翁诊之，曰：非泻也，止泻则死。令以鸡子入猪肪煮之，服一百日。服至三十日，泻益甚，他医治其泻，泻止而食不能下。歙县金殿撰辅之[1]为老人之戚，奇翁之方，仍令如翁言，复能食，又百日而泻自减。

江漪堂侍读之子妇，产后发寒热，手舞且笑，俗所谓惊风也。医曰宜凉，翁曰宜温。治以凉，益剧。翁令以葱数斤与布同煮，以布贴少腹，病果已。翁曰：古人灸百会穴，为委曲[2]温之，吾所本也。

唐朴存孝廉，病暑不溲，利之清之，皆不效，势危笃。翁治以蝉蜕，即溲。病由暑气塞于上焦，上焦如雾[3]，非风不驱。蝉性轻清，暑愈酷而愈鸣，用之为清风之吹也。

王东山，病虚劳柴立[4]，腰胁刺痛，呼吸将绝，医辞不

① 金殿撰辅之：即金榜。清乾隆三十七年，歙县人金榜（字蕊中，又字辅之）考中状元，授翰林院修撰。殿撰，明清时进士一甲第一名（即状元）例授翰林院修撰，故称。

② 委曲：曲尽周全。

③ 上焦如雾：语出《灵枢·营卫生会》。

④ 柴立：形容瘦瘠的样子。

治。翁诊之，曰：血瘀也，宜金匮百劳丸法[1]。用干漆、大黄、䗪虫、桃仁、当归尾治之，便黑血斗许而苏。越十数日，即能会文[2]于转运署[3]中，语余曰：子素称李翁，今诚然。已而试于省，积劳病发，至冬复殂[4]，翁每惜之。明年，邵伯镇一贫妇人病咳嗽吐血，形枯神瘁，待命[5]于床蓐。翁始署滋阴公用之药，忽顾所供神，曰：我无以对此。复诊之，曰：血瘀，尚可治。亦用百劳丸而愈。

邵伯镇一人，壮年病吐血，延镇江蔡姓医，治以甘寒，月余血止，而饮食倍于常。偶请翁诊之，翁曰：中除[6]也，胃阳尽伐，消食者，肾阳也，法不治。辞不与药，半月果死。

鲍席芬尊人，病咽，不能食，厚币迎吴中医顾雨田，费千金。以方示翁，翁曰：服之夜必烦。果如其言，吴医惭愧去。翁曰：此阳结也，宜重剂下之。署大黄一两，其家未敢尽剂。明日翁诊，曰：服药宜必效，不效者，未全

---

① 金匮百劳丸法：《金匮要略》无百劳丸，《医学纲目》卷五有“陈大夫传张仲景百劳丸”，用当归、乳香、没药、人参、大黄、虻虫、水蛭七味，治“一切劳瘵积滞，疾不经药坏症者”。

② 会文：文人聚会切磋诗文。

③ 转运署：转运使官署。转运，指转运使。署，官署。

④ 殂（cú 徂）：死。

⑤ 待命：等死。

⑥ 中除：中气竭尽。语出《伤寒论·辨厥阴病脉证并治》。

服也。仍署大黄一两，趣服之，一药而能食。

叶文光尊人，舌肿若菌。翁曰：木竭也。脉既散，甲乙之气先亡，木叶落[1]即不起。果如其言。

观察[2]和公腾额，两足瘠弱，不能行。以礼延翁，翁感其知己，为留三月，治之而愈。翁始诊之，曰：足未病之先阳必痿，有之乎？公曰：有之。阳未痿，肌肉即羸瘠乎？曰：然。翁曰：病宜治脾以及肝。少用白术、茯苓、甘草，而加白蒺藜一两五钱。公奇之，以问王献廷。献廷，京口名医也，曰：李之学足为吾辈师，其用意岂吾之所能知也？宜从之，必有效。服数十剂，不易方，果愈。

翁壮年，尝以岁暮避人于吴，有病咳者，吴医张亮葵治之，不应。翁诊，曰：此可为也。治以川椒，明日咳止。张使人问之，翁曰：寐则咳，醒则已，盖寐则肺气藏于肾，肾寒使之咳耳，通其阳，故愈。张极叹服，约订交[3]，而翁辞归。

---

① 木叶落：指深秋。

② 观察：唐代于不设节度使的区域设观察使，省称“观察”，为州以上的长官。清代用为对道员的尊称。

③ 订交：相约彼此为友。

有市井小男，病喉，喘促将死，其父母舁[1]诣翁。翁曰：病在少阴，误服寒药，故至此，急温之。温之而愈。其父母贫人也，方翁为之诊，问：几子？曰：止此。翁恻然久之，曰：吾不尽力为尔治，子必死于是。反复求之而得也，时乾隆辛亥[2]冬十二月。

欧阳制美，无故忽须眉萎落。医投细辛等药十剂，不效，且及于发将秃矣。偏[3]求医，莫能治。翁曰：此风淫于皮肤间也。令炼松脂，和粥食之，两月而须发皆长，至今犹服松脂也。

翁治徐直生员外[4]家一寒证，曰：宜附子理中汤。病家曰：已服二剂矣，服之烦燥。翁曰：姑服吾药。服之，遂愈。问其故，翁曰：汤名理中者，重在甘草、白术、干姜。彼用附子倍于姜，故剧；吾用附子半于姜，故愈。

---

① 舁（yú 余）：抬着。

② 乾隆辛亥：清乾隆五十六年，即 1791 年。

③ 偏：同“遍”。

④ 员外：原指员外郎，官名，始置于三国时魏国，后代沿置，为六部各司主官的副职。明清时捐官风盛，渐用为富人的通称。

名医李君墓志铭

嘉庆十年[①]秋七月，名医李君卒。卒之日，予家人儿女咸哀泣，湖中农人有泣于路者，皆君所活也。先是闰月[②]，予子女及子妇病，濒于危，君活之，距君之卒止一月。

君讳炳，字振声，号曰西垣，仪征县人。幼习三世之书[③]，苦不能得其蕴，乃学《易》，十年而有得。曰：治病之要，不外阴阳消息[④]而已。阳生阴死，医为人求其生，故必使阳长而阴消。用寒凉峻厉则伤其元，惟阳主通，汗吐下所以亨[⑤]也。利者义之和[⑥]，其德在秋，火亢，必有

① 嘉庆十年：即1805年。

② 闰月：清嘉庆十年为闰年，闰六月。

③ 三世之书：按《礼记·曲礼》有"医不三世，不服其药"语，明初宋濂作《赠医师葛某序》，以《针灸》《神农本草》《素女脉诀》为"三世之书"，后世多取其说。

④ 阴阳消息：战国至汉初有"阴阳家"，为九流十家之一，齐人邹衍为其代表人物，以阴阳消长推演自然及人事变化，《史记·孟子荀卿列传》称其"深观阴阳消息，而作迂怪之变"。消息，消长。

⑤ 亨：通顺。《周易·坤卦·彖传》："含弘光大，品物咸亨。"

⑥ 利者义之和：语出《周易·乾卦·文言》，意为给予民众利益是符合仁义的大事。

以和之，火齐[①]、白虎所以和也。用阴以辅阳，非用以伐阳，贞元相续[②]，而天行[③]所以不已也。时予有说《易》之书[④]，谓《易》之当位[⑤]，即岐伯所云当位[⑥]。君见之欣然，曰：医理在《易》，先生可与言医矣。君又曰：帝出乎震[⑦]，震为木，木者，人之所以始也。肝胆之气存则生，消则死。俗医嫉肝木如寇仇，务制而胜之，生气乃日损，而人寿益促。君尤所自得者，曰肝之本[⑧]在右而行于左，学者骇其言，多攻之。歙[⑨]人汪彦超[⑩]为举一证，曰：秦

① 火齐：火剂，即清火之药剂。齐，同“剂”。《史记·扁鹊仓公列传》：“齐中御府长信病……热病气也……臣意即为之液汤火齐逐热，一饮汗尽，再饮热去，三饮病已。”

② 贞元相续：谓和谐有序。古时以元、亨、利、贞喻春、夏、秋、冬，故贞元相续则谓天行有序。

③ 天行：天体运行。

④ 说《易》之书：焦循精于易学，著有《易章句》《易图略》《易通释》(合为《雕菰楼易学三书》)及《易广记》《易话》等。

⑤ 当位：《易经》爻位由下而上分别名为初、二、三、四、五、上，其中初、三、五为奇，属阳位，二、四、上为偶，属阴位，凡阳爻居阳位，阴爻居阴位，皆称“当位”。

⑥ 岐伯所云当位：《素问·六微旨大论》：“帝曰：何谓当位？岐伯曰：木运临卯，火运临午，土运临四季，金运临酉，水运临子，所谓岁会，气之平也。”

⑦ 帝出乎震：《周易·说卦》：“帝出乎震，齐乎巽……巽为木，为风。”“帝”指天帝，自然的最高主宰。“震”为东方，属木，“巽”为东南方，主风。

⑧ 本：本体。

⑨ 歙：歙县，今属安徽。

⑩ 汪彦超：事迹不详，清乾隆间李斗《扬州画舫录》卷十二载有其治疗风疾的医案。

越人书[①]谓肝七叶，左三右四[②]，右羸[③]其一，斯为本乎？予亦举为两证，曰肝为乙木，乙为庚妻，妻必从夫，宜其本在右。郑康成[④]之注《周礼》疾医[⑤]也，言肝气凉，肺气热[⑥]。贾公彦[⑦]申其说，云肝在心下近右，其气当秋[⑧]。是肝右之说不始自君矣。然予验之十数年，凡右胁痛者，君以甘缓之，和以芍药，无不应手痊，治肺必剧，乃知君以积验得之，真能发前人所未言，可为后世法也，彼攻者乌足以知之？

君苦《金匮》无善注，乃撰《金匮要略注》二十二卷，能抉其微。录生平治验之案，为《西垣诊籍》。恶吴又可《瘟疫论》之惑人也，作《辨疫琐言》以纠之。谓大黄治疫，本于邪律楚材[⑨]，又可窃之而不知其义，妄造达原饮，用草果、黄芩以剥人生气。且疫为阴浊，入人口鼻，

---

① 秦越人书：指《难经》。旧说《难经》为秦越人所作，因称。

② 肝七叶……右四：语本《难经·四十二难》。

③ 羸：多出。

④ 郑康成：即郑玄，字康成，高密（今属山东）人，东汉经学家，为《周礼》《仪礼》《礼记》《诗经》等儒经作注，后世称“郑学”。

⑤ 疾医：《周礼》分医为四，疾医为其一，“掌养万民之疾病”。

⑥ 肝气……气热：语本《周礼注疏》卷五。

⑦ 贾公彦：唐州永年（今属河北）人，经学家，官至太常博士，著有《周礼义疏》《仪礼义疏》等。

⑧ 肝在心下……当秋：语本《周礼注疏》卷五。

⑨ 大黄治疫……邪律楚材：《元史》卷一百四十六载“丙戌冬，从下灵武，诸将争取子女金帛，（耶律）楚材独收遗书及大黄药材。既而士卒病疫，得大黄辄愈”。邪律楚材，即耶律楚材，蒙古太祖（铁木真）、太宗（窝阔台）时期大臣。

当以芳香胜之，立清气饮[1]，用大黄有渍法、酿法、同煮、略煮诸法，取其气而不取其味，意尤造于微。呜乎！习医者多不通经，或有假经语以为缘饰[2]者，又莫能发其精微，以会通于神农、黄帝之恉[3]。自宋金元明以来，能好学深思，心知其意者，其惟君乎？

君卒年七十七，遗孤止二岁。是年九月，葬君于蜀冈之阴。君为贫人贱士治疾，必竭尽心力，寒暑莫[4]夜，闻召即行，而短于伺候富室显者，故身后无余财。胸有定见，不善随众浮沉，病已则戒勿药，不屑以调理为名奔走射利。或制一方，令服百剂数十剂，不更增损。均与世俗医相反，而识者遂稀。至于生死在呼吸之际，人攻君补，人塞君通，人寒君热，以口舌争之而不足，以身名性命誓而决之，手调其药而坐验其啜，不效不已。及其愈也，所报或无一钱，君以为快。尝往来吴越荆楚之间，所交落落[5]，然而谈论风采，闻者好之，说医之文，简而有法，间为诗歌，不甚溺[6]也。

予既录其诊籍为《李翁医记》，复述其生平梗概及学

---

① 清气饮：李炳所创治疫方，见《辨疫琐言》，用杏霜、桔梗、蝉蜕、银花、广藿香、苏叶、神曲、谷芽、广皮、半夏、赤茯苓十一味，治“疫症初起二三日”。

② 缘饰：文饰。

③ 恉（zhǐ 指）：意旨。

④ 莫：同“暮”。《礼记·聘义》：“日莫人倦，齐庄正齐，而不敢解怠。”

⑤ 落落：稀少貌。

⑥ 溺：沉溺，沉湎。

之所得，以垂于石。铭[①]曰：惟人思之，知君术之神；惟人嫉之，知君学之真。财利所在，让之他人。拙于求富，巧于济贫。人喜用克，君独以春。赠以阳和，不杀而仁。每乘舴艋[②]，泛我湖漘[③]。囊中有帙，指[④]奥而醇。人惊论创，实中于伦。为语学者，维兹有津。问而师之，以保庶民。

---

① 铭：古时一种文体，多为韵文，用于表达对死者的悼念与赞颂。
② 舴艋（zéměng 则猛）：一种小舟
③ 漘（chún 纯）：水边。
④ 指：意旨。

校注后记

《李翁医记》，二卷，系清代焦循记述清代名医李炳医案而成。

一、焦循及李炳事略

焦循，字理堂，扬州人，清乾嘉间学者，嘉庆六年（1801）乡试中举，翌年应礼部试，不第，嗣后不仕，于经学、天算、方志等极有造诣，有称“通儒”者。焦循亦喜医，曾辑三国吴普所撰本草，名《吴氏本草》，时年不过三十，稿本今存上海图书馆。另有《雕菰医说》一卷、《种痘吾验篇》一卷。

李炳，字振声，号西垣，江苏仪征人，生于清雍正七年（1729），卒于清嘉庆十年（1805），精于医，著《金匮要略注》二十二卷、《西垣诊籍》一卷，有感于“吴又可《瘟疫论》之惑人也，作《辨疫琐言》以纠之”（焦循《名医李君墓志铭》）。

李炳早年即入医门，非如李时珍之由儒而医者，因此焦循称其“幼习三世之书”。按《礼记·曲礼下》有“医不三世，不服其药”语，东汉郑玄为《礼记》作注，只认为用药宜慎，并未涉及“三世”之义。唐代孔颖达作《礼记正义》，将《黄帝针灸》《神农本草》《素女脉诀》视作

“三世”，明初宋濂更加肯定了孔颖达的观点，自此“三世之书”遂为“三世”正解。

李炳除“幼习三世之书”外，曾从某师习医。《李翁医记》载一案：

“翁幼年从师学，师治一伤寒，曰：身如负杖，阴证也。治以姜、附，不效，师辞不治。翁窃视之，治以大青龙汤，明日愈。师大骇异，治酒问翁，曰：子何所见而若此？翁曰：吾思负杖之人，身必不能转动，故以状阴证之身痛。今见其人辗转于床，时起时卧，口呼痛而身不静，非所云骨节烦疼者耶？故姑汗之，不意竟效。师大悦，即令行医。”

李炳曾授徒。《李翁医记》载一案：

“周生者，病头痛，翁诊之，曰：是有鬼气乘之。或疑其言之奇。未几日，果见鬼物。翁曰：鬼附于肝，不能自去，驱鬼必以风。用羌活、独活、川芎、细辛、防风、荆芥、升麻、甘松一切升阳发散之品为末，服之而愈。生名金声，遂师事翁。”

李炳之师姓氏失载，周金声亦无所闻。李炳未出师门而术过乃师，授徒而徒无所闻，其特异可见。

李炳“幼习三世之书”，仍不自满足，于是学《易》十年，终得触类旁通，称“治病之要，不外阴阳消息而已”（焦循《名医李君墓志铭》）。焦循精究《周易》，撰《雕菰楼易学三书》四十卷，李炳认为“医学在《易》，先生可以言医矣”（焦循《名医李君墓志铭》）。然纵观李炳所著《辨疫琐言》及焦循所作《李翁医记》，并不见其引《周易》以为议论，且用药精炼，大道至简，于此可见。

李炳为纠《瘟疫论》之偏颇而撰《辨疫琐言》，于疫病颇有独特之见，如指出“六气为天气……温疫为地气”（《辨疫琐言》），治宜“轻清以开肺舒气，芳香以醒胃辟邪”（《辨疫琐言》），创清气饮“以轻清芳香祛浊邪而复清阳”（《辨疫琐言》），认为“治病全凭乎脉症，尚不足凭，何况区区之舌色”（《辨疫琐言》），大黄治疫的机理“曰通是也”（《辨疫琐言》）。对于吴又可《瘟疫论》，李炳颇多辩驳。如达原饮，吴又可认为“槟榔能消能磨，除伏邪，为疏利之药，又除岭南瘴气，厚朴破戾气所结，草果辛烈气雄，除伏邪盘踞，三味协力，直达其巢穴，使邪气溃败，速离膜原，是以为达原也”（《瘟疫论》），李炳则认为“槟榔、厚朴、草果，皆破气峻烈之品……邪乘虚入，虽云留而不去，其病则实，治当一意逐邪，然于逐邪之中何妨稍存正气地步”（《辨疫琐言》），显然对达原饮之峻烈持批评态度。又如达原饮中用黄芩、知母清热，李炳则认为“今甫受邪，未必化热如此之速，方中便用黄芩、知母，无热可清，必致伤其阳气，阳气一伤，不但变证蜂起，且恐内陷根于是矣”（《辨疫琐言》）。

李炳勤于临证，外感内伤皆所擅长，称“乾隆二十二年暨乾隆五十一年，皆大疫，余日治多人”（《辨疫琐言》)。《李翁医记》载案三十二则，所涉有臂痛、呕血、须眉萎落等各类外感及杂证二十余种。

焦循与李炳相识于清乾隆四十九年（1779），时焦循因乃父患臂痛，求李炳诊治，李炳用药立愈，自此二人交厚，焦循及其家人有疾，多经李炳治愈，直至李炳去世。焦循感佩李炳，称“翁神于医，而其拯人之急，不畏劳烦，不恤人言，尤当于道谊学问中求之……争命于须臾转移之机，其应如响，翁之外有几人能乎哉”(《李翁医记》卷上)，不仅为之撰写了《名医李君墓志铭》，又据《西垣诊籍》成《李翁医记》二卷。

二、成书与版本

《李翁医记》之成书与李炳原著之《西垣诊籍》有关。《西垣诊籍》以“诊籍”为名，或仿西汉仓公“诊籍”例，其为医案无疑，而《李翁医记》则系焦循感于“翁之可述者多矣，谨录为余家治效者于上，其得诸传闻者异其辞”(《李翁医记》卷上)，所谓“录为余家治效者于上”即其书之卷上，而“得诸传闻者异其辞”即其书之卷下。焦循称李炳“录生平治验之案，为《西垣诊籍》……余既录其诊籍，为《李翁医记》”(焦循《名医李君墓志铭》)，且《李翁医记》卷上题署为“江都焦循撰”，卷下题署为“江都焦循校”，可知二者不同，则《李翁医记》与《西垣诊籍》渊源可知。李炳卒于清嘉庆十年（1805）七月，当年之闰六月仍为焦循家人治病，《李翁医记》卷上详记其事，焦循又称“吾友汪叔震述江漪堂侍读之言曰：此翁老后，不可复得，惜市人无知之者。余与唐竹虚孝廉论医于京师，竹虚亦称翁不已”（《李翁医记》卷上），则《李翁医记》之成书必在李炳去世之后，其时当在清嘉庆十年下半年甚或嘉庆十一年。

《李翁医记》篇幅较短，皆与他书合刊，而且其书为焦循记述李炳医案而成，于是出现三个不同系列的合刊本：一是与《辨疫琐言》合刊，二是与焦循的著作合刊，三是与其他医书合刊。

据《中国中医古籍总目》，上海辞书出版社图书馆藏有清嘉庆十一年（1806）刻《辨疫琐言》，附“《李翁医论》（按：当是《李翁医记》）二卷”，是为《李翁医记》最早刊本。此系列尚有1936年裘吉生《珍本医书集成》本，《辨疫琐言》后附《李翁医记》及焦循《名医李君墓志铭》，是为与《辨疫琐言》合刊。清嘉庆十三年（1808），阮元将焦循所撰《扬州北湖小志》与《李翁医记》合刊，清光绪二年（1876），衡阳魏纶先校刊《焦氏遗书》，《李翁医记》列于其中，是为与焦循的著作合刊。1926年，上海迴澜社影印《迴澜社医书四种》，包括《叶天士家传秘诀》《慎疾刍言》《李翁医记》及日本今村亮《医事启源》四种，是为与其他医书合刊。

据《中国中医古籍总目》，《李翁医记》尚有清嘉庆二十四年（1819）刻本（藏南京图书馆）及另一种清刻本。

三、内容与特色

《李翁医记》卷上为焦循记述李炳为自己及家人治病之案，涉焦循本人、焦循之父、焦循之妻、焦循之子、焦循之子妇，凡九则，为焦循所撰，因此题署为“江都焦循撰”。卷下为“录得诸传闻者”，凡二十三则，应是焦循据李炳《西垣诊籍》而成，因此题署为“江都焦循校”。诸案所涉病证有臂痛、呕血、妊娠呕逆、胸背急痛、肠澼、衄血、肛门尻骨酸痛、头面热、遍体麻木、伤寒、寒热、腹痛、牙龈溃烂、疝、咳、咯血、头痛、泄泻、惊风、癃闭、虚劳、吐血、不能食、舌肿、两足痿弱、喘、须眉萎落、寒证等二十余种。

《李翁医记》卷上为焦循手记，夹叙夹议，浑然一体，卷下则一案一则，与其他医案之书编撰方式略同。

据《李翁医记》，可知李炳治病多用经方，且用药简练。《李翁医记》载案凡三十二则，所用经方有真武汤、理中汤、温胆汤、大青龙汤、附子理中汤、小承气汤等。即所用非属经方，亦多简练，如治焦循父亲“臂痛不能举”只用黑豆半升，蚕砂二两；治赵仰葵母病腹痛，只用吴茱萸、人参二味；而“唐朴存孝廉病暑不溲……翁治以蝉蜕，即溲”。

《李翁医记》诸案详略参差，有叙述简略乃至未署方药者，如：

“庚戌冬十月薨，余病欧血……翁曰：病在湿，舒其阳则愈。咳果已。”

有几经曲折终得痊愈者。

“岁丁巳，妇妊娠，忽欧逆不已，每欧必厥，日十数度，七昼夜不进饮食，进饮食则欧，欧时时有蛔。族人有自谓能医者，日投以药，皆不应，厥益剧。急迎翁，翁诊良久，曰：咳否？妇颔曰：有之，每欧则有微咳倡其先。翁曰：是宜从脉。立秋匝月，肺金乘权，而右寸独沉，病得之失治表，表郁于里，肺失强而肝火扰，寒热相击，所以欧且厥也。用桂枝十六分，干姜五分，黄连七分，半夏、甘草各等分，手摘药，趋之服，曰：服已必熟睡。或疑其语之决也，已而服药果然，盖七夜不能瞑，至是呼吸闻于外，举家相庆。二更许睡醒，突大呼，目上视，手振搐，摇首面赤而厥。族人以医不效自惭，复妒翁之能，见是状，大言归咎于桂枝、干姜，迫令灌以梨汁，齿龂不受。家母曰：仍宜问翁。翁时犹未睡，闻是即入诊，病者仰卧不知人，喉中喘息。翁曰：非厥也。两寸脉浮，药已有效。左右或咻之。翁耳语谓余曰：无畏。适席间猪蹄汤甚浓，吹去浮脂灌之，以醒为度。如其言，且灌且醒，复酣睡，遂霍然。翁曰：欧七日，胃中液涸，寒气升而枯竭露也。”

总之，李炳医术卓超，而焦循为经学巨擘，《李翁医记》所载之案虽然不夥，但辨证用药多可借鉴，且其文亦简洁明快，措辞典雅，故深可研读。

阳则愈，"嗽果已。"

有儿经由行水得愈者

"岁丁巳，刘君康，婴疾数不已，每嗽必痰，日十数度，白昼夜不能安寝，延数医治而[illegible]，[illegible]求人诊，自谓能医者，日投以药，皆不效，病益甚，急迎翁，翁诊之，曰：嗽否？病者曰：有之。每嗽则有痰如[illegible]。翁曰：是宜从脉，[illegible]，[illegible]，[illegible]，[illegible]，[illegible]。[illegible]，[illegible]，[illegible]，[illegible]，[illegible]。[illegible]，[illegible]，[illegible]，[illegible]，[illegible]。

总书目

伤寒论类方
伤寒论特解
伤寒论集注（徐赤）
伤寒论集注（熊寿试）
伤寒微旨论
伤寒溯源集
订正医圣全集
伤寒启蒙集稿
伤寒尚论辨似
伤寒兼证析义
张卿子伤寒论
金匮要略正义
金匮要略直解
高注金匮要略
伤寒论大方图解
伤寒论辨证广注
伤寒活人指掌图
张仲景金匮要略
伤寒六书纂要辨疑
伤寒六经辨证治法
伤寒类书活人总括
张仲景伤寒原文点精
伤寒活人指掌补注辨疑

诊　　法

脉微
玉函经
外诊法
舌鉴辨正
医学辑要
脉义简摩
脉诀汇辨
脉学辑要
脉经直指
脉理正义
脉理存真
脉理宗经
脉镜须知
察病指南
崔真人脉诀
四诊脉鉴大全
删注脉诀规正
图注脉诀辨真
脉诀刊误集解
重订诊家直诀
人元脉影归指图说
脉诀指掌病式图说
脉学注释汇参证治

针灸推拿

针灸节要
针灸全生
针灸逢源
备急灸法
神灸经纶
传悟灵济录
小儿推拿广意
小儿推拿秘诀
太乙神针心法
杨敬斋针灸全书

本　草

药征

药鉴

药镜

本草汇

本草便

法古录

食品集

上医本草

山居本草

长沙药解

本经经释

本经疏证

本草分经

本草正义

本草汇笺

本草汇纂

本草发明

本草发挥

本草约言

本草求原

本草明览

本草详节

本草洞诠

本草真诠

本草通玄

本草集要

本草辑要

本草纂要

药性提要

药征续编

药性纂要

药品化义

药理近考

食物本草

食鉴本草

炮炙全书

分类草药性

本经序疏要

本经续疏

本草经解要

青囊药性赋

分部本草妙用

本草二十四品

本草经疏辑要

本草乘雅半偈

生草药性备要

芷园臆草题药

类经证治本草

神农本草经赞

神农本经会通

神农本经校注

药性分类主治

艺林汇考饮食篇

本草纲目易知录

汤液本草经雅正

新刊药性要略大全

淑景堂改订注释寒热温平药性赋

用药珍珠囊　珍珠囊补遗药性赋

方　书

医便
卫生编
袖珍方
仁术便览
古方汇精
圣济总录
众妙仙方
李氏医鉴
医方丛话
医方约说
医方便览
乾坤生意
悬袖便方
救急易方
程氏释方
集古良方
摄生总论
摄生秘剖
辨症良方
活人心法（朱权）
卫生家宝方
见心斋药录
寿世简便集
医方大成论
医方考绳愆
鸡峰普济方
饲鹤亭集方
临症经验方
思济堂方书
济世碎金方
揣摩有得集
亟斋急应奇方
乾坤生意秘韫
简易普济良方
内外验方秘传
名方类证医书大全
新编南北经验医方大成

临证综合

医级
医悟
丹台玉案
玉机辨症
古今医诗
本草权度
弄丸心法
医林绳墨
医学碎金
医学粹精
医宗备要
医宗宝镜
医宗撮精
医经小学
医垒元戎
证治要义
松厓医径
扁鹊心书
素仙简要

慎斋遗书

折肱漫录

济众新编

丹溪心法附余

方氏脉症正宗

世医通变要法

医林绳墨大全

医林纂要探源

普济内外全书

医方一盘珠全集

医林口谱六治秘书

识病捷法

温　　病

伤暑论

温证指归

瘟疫发源

医寄伏阴论

温热论笺正

温热病指南集

寒瘟条辨摘要

内　　科

医镜

内科摘录

证因通考

解围元薮

燥气总论

医法征验录

医略十三篇

琅嬛青囊要

医林类证集要

林氏活人录汇编

罗太无口授三法

芷园素社痎疟论疏

女　　科

广生编

仁寿镜

树蕙编

女科指掌

女科撮要

广嗣全诀

广嗣要语

广嗣须知

孕育玄机

妇科玉尺

妇科百辨

妇科良方

妇科备考

妇科宝案

妇科指归

求嗣指源

坤元是保

坤中之要

祈嗣真诠

种子心法

济阴近编

济阴宝筏

秘传女科

秘珍济阴
黄氏女科
女科万金方
彤园妇人科
女科百效全书
叶氏女科证治
妇科秘兰全书
宋氏女科撮要
茅氏女科秘方
节斋公胎产医案
秘传内府经验女科

儿　科

婴儿论
幼科折衷
幼科指归
全幼心鉴
保婴全方
保婴撮要
活幼口议
活幼心书
小儿病源方论
幼科医学指南
痘疹活幼心法
新刻幼科百效全书
补要袖珍小儿方论
儿科推拿摘要辨症指南

外　科

大河外科
外科真诠
枕藏外科
外科明隐集
外科集验方
外证医案汇编
外科百效全书
外科活人定本
外科秘授著要
疮疡经验全书
外科心法真验指掌
片石居疡科治法辑要

伤　科

正骨范
接骨全书
跌打大全
全身骨图考正
伤科方书六种

眼　科

目经大成
目科捷径
眼科启明
眼科要旨
眼科阐微
眼科集成
眼科纂要
银海指南
明目神验方
银海精微补

养性轩临证医案

养新堂医论读本

祝茹穹先生医印

谦益斋外科医案

太医局诸科程文格

古今医家经论汇编

莲斋医意立斋案疏

医　　史

医学读书志

医学读书附志

综　　合

元汇医镜

平法寓言

寿芝医略

杏苑生春

医林正印

医法青篇

医学五则

医学汇函

医学集成

医学辩害

医经允中

医钞类编

证治合参

宝命真诠

活人心法（刘以仁）

家藏蒙筌

心印绀珠经

雪潭居医约

嵩厓尊生书

医书汇参辑成

罗氏会约医镜

罗浩医书二种

景岳全书发挥

新刊医学集成

寿身小补家藏

胡文焕医书三种

铁如意轩医书四种

脉药联珠药性食物考

汉阳叶氏丛刻医集二种